Dʳ GUÉRIN DE SOSSIONDO

LE MONT-DORE

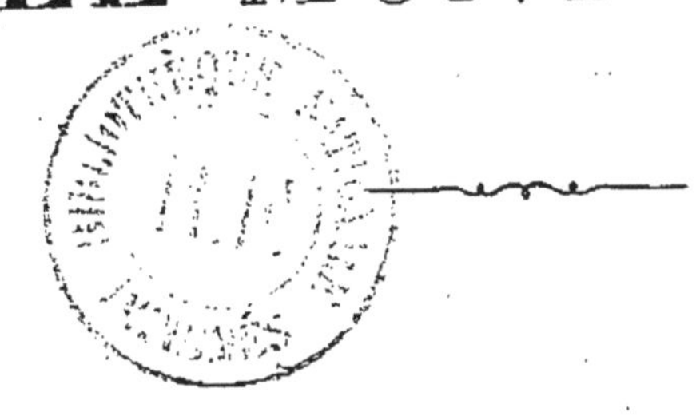

GUIDE DU BAIGNEUR

TOURS

TYPOGRAPHIE ET LITHOGRAPHIE É. JULIOT

—

1897

Dᴿ GUÉRIN DE SOSSIONDO

LE MONT-DORE

GUIDE DU BAIGNEUR

TOURS

TYPOGRAPHIE ET LITHOGRAPHIE É. JULIOT

—

1897

LE MONT-DORE

LE MONT-DORE, SA SITUATION, SON CLIMAT

La dernière station de la nouvelle ligne de chemin de fer partant de Laqueuille est la station du Mont-Dore. Trente-cinq minutes de trajet séparent Laqueuille du Mont-Dore.

Le Mont-Dore, bourg de 1,750 habitants, est une commune du canton de Rochefort, arrondissement de Clermont-Ferrand (52 kilomètres), département du Puy-de-Dôme.

La partie du plateau central qu'il occupe est sans nul doute la plus belle; elle n'a rien à envier, pas plus pour le pittoresque que l'agrément, aux sites les plus renommés de la Suisse Bernoise. Il est bâti sur les bords de la Dordogne, qui n'est encore qu'un ruisseau minuscule arrosant une vallée pittoresque et étroite, circonscrite par des montagnes couvertes pour la plupart de sapins et riches en plantes médicinales.

L'altitude du Mont-Dore est de 1,050 mètres. Cette élévation, qui n'est dépassée en France que par Barrèges (1,280 mètres), Barzun (1,200 mètres), Germ (1,122 mètres), dans les Hautes-Pyrénées; Escaldos (1,350 mètres), Dorres (1,458 mètres), dans les Pyrénées-Orientales; Guibertes (1,429 mètres), dans les Hautes-Alpes, contribue certainement pour une large part, comme le fait observer M. Marfan, à la renommée des eaux du Mont-Dore et augmente en même temps le nombre des médications aux eaux thermales du Mont-Dore.

Comme en tous les lieux élevés, la température est quelquefois froide par les temps humides, et l'on observe alors des changements de température assez brusques. C'est là, pour les personnes qui viennent au Mont-Dore, un avertissement à se munir de vêtements aptes à les garantir des atteintes de ces fraîcheurs. Une autre conséquence de l'altitude est la brièveté de la saison qui se trouve limitée aux quatre mois d'été : juin, juillet, août et septembre. Les mois de juin, août et septembre sont particulièrement beaux. Juillet est assez souvent embrumé et humide.

La température moyenne durant les quatre mois varie entre 14° et 17° centigrades. La moyenne prise trois fois le jour : sept heures du

PLAN DU MONT-DORE

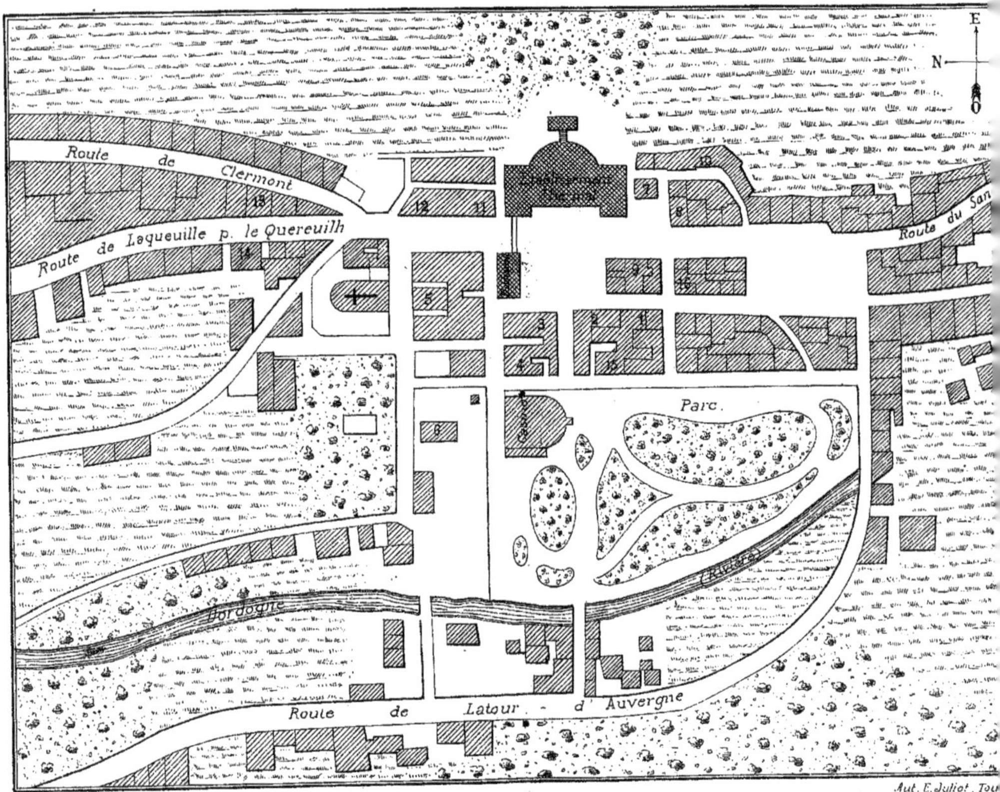

matin, midi, huit heures du soir, a donné pour l'année dernière : juin 15°01, juillet 17°03, août 17°84, septembre 18°. La pression moyenne est de 675 $^m/_m$.

Ainsi que le plan l'indique, le Mont-Dore est traversé dans toute sa longueur par une rue presque droite, qui va du nord au sud dans la direction du Sancy. C'est la rue Favart jusqu'à la place de l'Établissement ; de l'autre côté de cette place, elle prend le nom de Boyer-Bertrand.

De la place de l'Etablissement, la rue Ramond conduit à la rive droite de la Dordogne sur laquelle sont situés le Parc et le Casino.

Le Parc est peu important ; il est question de l'agrandir en l'étendant sur la rive gauche de la Dordogne, dont on couvrirait le cours durant une centaine de mètres, comme on l'a fait pour le Paillon, à Nice. Ce Parc est charmant et très gai ; la vue y est étendue d'une part jusqu'au Sancy, d'autre part jusqu'à la Banne d'Ordanche et le Puy-Gros. Aussi est-il le rendez-vous constant des baigneurs.

Deux fois par jour l'orchestre du Casino s'y fait entendre, et plusieurs fois, pendant la saison, des fêtes y sont données. Un jeu de petits chevaux y est installé.

Le Casino se trouve à l'extrémité nord de ce Parc. Il comprend, en son rez-de-chaussée : salles de billards, salles de café et une véranda ;

au premier, une grande salle de pas-perdus, un théâtre, une salle des fêtes, un salon de lecture, le salon des dames et deux salons affectés aux jeux.

Il y a représentation théâtrale chaque soir, pendant la saison ; les grands artistes parisiens viennent généralement prêter leur concours pendant les mois de juillet et août. L'administration théâtrale donne l'opéra une fois par semaine et l'opéra comique deux fois ; le reste de la semaine est conservé à l'opérette et la comédie. Durant le jour, deux fois par semaine, des bals d'enfants sont organisés.

Indépendamment des fêtes organisées par le Casino, il y a une Société dite Comité des fêtes, chargée d'organiser des concerts, où les baigneurs prennent souvent plaisir à se faire entendre, des batailles de fleurs, des rallye-paper et des chasses au renard.

Le Mont-Dore possède un bureau de poste, un bureau télégraphique et une cabine téléphonique. Pendant la saison, il y a cinq distributions par jour et cinq levées de la boîte aux lettres.

Les hôtels au Mont-Dore sont fort nombreux ; ils sont tenus très proprement, plusieurs même " antiseptiquement ; " les prix sont aussi variés que possible, partant, à la portée de toutes les bourses. Indépendamment de ces hôtels, il y a aussi bon nombre de villas et d'appartements

à louer, où l'on peut, à son gré, se servir soi-
même ou se faire servir par les hôteliers.

Je reviens sur la propreté des hôtels qui
n'est plus seulement de la propreté, cette propreté grossière dont on se contentait autrefois.
Aujourd'hui, monsieur Tout-le-Monde, mis au
courant de la contagiosité par les journaux
même les moins hygiénistes, sait tout comme
nous qu'il n'y a de propreté que là où il y a
asepsie, ou, à défaut d'asepsie, antisepsie;
l'asepsie n'étant point réalisable en fait, du
moins quand il s'agit d'immeubles.

Les hôtels en vue de cette propreté ont dû
commencer par s'aménager de façon à rendre
l'antisepsie facile. L'ameublement, tel que le
conçoit le goût moderne, n'est pas précisément
hygiénique; s'il peut encore être admis dans
un appartement privé, il ne saurait trouver
grâce devant l'agglomération et surtout le chan-
gement incessant particulier aux hôtels des
stations thermales en vogue.

Les hôteliers du Mont-Dore, soucieux d'ob-
tempérer aux vœux du conseil d'hygiène, ont
donc supprimé le plus possible de leurs appartements les légendaires nids à microbes : les
tapis, les tentures en drap, les boiseries, tout
ce qui peut en un mot servir de réceptacle
à la poussière. Certains même d'entre eux,
très consciencieux, ont remplacé les tentures
murales par des plâtres stucqués peints à

l'huile, susceptibles d'être lavés avec des solutions antiseptiques. Plus de meubles superflus, les seuls reconnus nécessaires sont choisis de façon à présenter le moins de reliefs possible, de telle sorte que la poussière ne puisse séjourner nulle part. Les lits en bois ont été remplacés par des lits en fer. les sommiers élastiques par le sommier d'acier.

Ainsi compris, un hôtel est facilement « antiseptique. » Au sortir de chaque locataire, l'appartement qu'il occupait est soumis à la désinfection.

On emploie pour cela divers procédés. Le plus généralement, on se sert des antiseptiques gazeux; avec ceux-là, en effet, on évite une perte de temps considérable qu'occasionnait autrefois le lavage de chaque objet en particulier avec un antiseptique liquide.

Le plus puissant et aussi le plus employé de ces antiseptiques gazeux est l'aldéhyde formique ou formol. Avec quelques linges bien imbibés d'une solution concentrée de formol et exposés durant vingt heures dans l'atmosphère d'un local bien fermé, on obtient la désinfection absolue des murs, tapisseries, papiers, plancher, meubles et menus objets de ce local. On peut employer avec autant de sécurité, sinon plus, la lampe formogène de M. Trillat, composée d'un récipient, où brûle l'alcool méthylique pur, et d'un capuchon de mousse de plâtre, sur lequel la flamme produit en abondance de l'aldéhyde formique par incandescence du plateau. Il est à noter qu'il est indispensable d'employer dans la lampe formogène de l'alcool méthylique n'excédant pas la densité de 0° 830, comme le fait remarquer le docteur Lemaire du Tréport dans une étude appropriée.

Un autre procédé plus connu et encore très employé est l'acide sulfureux. Un gros inconvénient est qu'il convient de laisser le contact jusqu'à vingt-quatre et trente-six heures et qu'il a une forte odeur. De plus, il ne faut pas oublier que dans ce mode de désinfection une condition indispensable est d'humecter les objets à désinfecter.

L'ozone est aussi très employée, et l'on voit ici partout l'ozonateur, mode de désinfection due à l'évaporation d'essence de térébenthine et de thym, mais ce mode me laisse un peu sceptique, et je préfère l'autre moyen qui consiste à faire jaillir pendant longtemps de longues étincelles électriques d'une bobine de Rumkorff.

Tels sont les trois procédés généralement employés à la désinfection des locaux. Il y en a d'autres encore, mais beaucoup moins employés : l'acide fluorhydrique (dangereux à manier), les vapeurs phéniques, créosotées, térébenthineuses, produites par le sprag au pulvérisateur de Lester, ou simplement par l'évaporation d'un liquide en ébullition.

Enfin, j'ajouterai que la municipalité du Mont-Dore s'est distinguée en se procurant l'étuve à désinfecter de MM. Geneste et Herscher, et surtout en la mettant gratuitement à la disposition de tous les hôteliers et logeurs du Mont-Dore, afin d'encourager ceux-ci à la désinfection des literies et tentures.

ENVIRONS DU MONT-DORE

Malgré les distractions dont nous avons parlé plus haut, le Mont-Dore ne serait point la station agréable que l'on connaît s'il ne possédait pas un grand nombre d'excursions. Car si tout le monde ne va pas au Casino, tout le monde « *excursionne* » plus ou moins. Ceux qui n'excursionnent pas à pied excursionnent à cheval ou à âne, et ceux qui n'excursionnent pas ainsi excursionnent en voiture.

Ainsi qu'à Bagnères-de-Luchon et qu'à Aix,

on a ici l'avantage de pouvoir faire en voiture
une grande partie des excursions que l'on fait
à pied, mais un des privilèges du Mont-Dore
est le peu de difficultés que l'on a d'atteindre les
sommets. Le plus haut de tous les sommets de
l'Auvergne, le pic de Sancy (1,882 mètres), se
gravit à pied du Mont-Dore en deux heures et
demie, sans fatigue, par des pentes douces.
Tous ceux qui ont l'habitude des voyages
reconnaîtront là un avantage considérable. La
vue des sommets est toujours féerique, mais il
la faut payer le plus souvent de grosses fatigues.
Or, ici les différences d'altitude étant néces-
sairement peu appréciables, donnée l'altitude
même du Mont-Dore, la visite des sommets
n'est plus qu'une promenade.

On trouve à cet objet chaque jour, sur la
place de l'Établissement du Mont-Dore, une
foule diverse d'attelages et de montures,
variété des plus originales. Malheureusement
il n'y a pas de réglementation de tarifs, et l'on
est à la merci des propriétaires qui, suivant le
temps, se montrent plus ou moins exigeants.

Il existe cependant des prix moyens qui
seront indiqués pour chaque excursion. Ces
prix ne doivent être dépassés qu'à la dernière
extrémité. On fera donc bien de débattre son
prix à l'avance et de ne point se laisser exploiter,
sachant que, pour une bourse susceptible de
supporter sans gêne les exigences de ces gens,

il y en a vingt qui en souffriront. C'est là une manière de faire la charité à peu de frais.

Vallée du Mont-Dore. — Le Mont-Dore est une vallée haute, longue de deux lieues, large d'un quart de lieue, traversée par la Dordogne, qui part du pied de la montagne du Sancy pour se diriger vers le Puy-Gros.

Cette vallée est bornée : à l'est, en partant du pic du Sancy qui est au sud par :

Le *Puy du pan de la Grauge*, sur lequel prend sa source la Dore ;

Le *Puy de Cacadogne* (1,797 mètres), avec le ruisseau de la Dogne (étymologie du nom Dordogne);

Le *Puy des Crebasses*, au pied duquel tombe la cascade du Serpent ;

Le *Roc de Cuzeau* (1,724 mètres), au pied duquel coule le ruisseau des Édimbouches (c'est ce ruisseau qui sert à l'alimentation des fontaines établies dans le Mont-Dore);

La *montagne de l'Angle*, sorte de plateau situé derrière l'établissement. (La *montagne de l'Angle* est séparée du roc de Cuzeau par le *Ravin des Égravats*, dans lequel coule le ruisseau des Égravats, dont la chute forme la *Grande Cascade*.) Contournant la montagne de l'Angle, la route de Clermont domine la vallée de Guéry, dans laquelle coule le ruisseau de Guéry, descendant du lac portant ce nom. Il est grossi par le torrent de la Chaneau.

Enfin, c'est le *Puy-Gros*, surmonté de la *Banne d'Ordanche*.

A l'ouest, l'on trouve, toujours en partant de la montagne du Sancy :

Le *Puy de l'Aiguille* (1,827 mètres);

Le *Puy de Chabano* (1,741 mètres), séparé du précédent par les gorges d'Enfer;

Le *Puy de Cliergue* (1,667 mètres);

Le *Pic du Capucin* (1,489 mètres), au pied duquel se trouve la belle clairière dite : *Salon du Capucin;*

La *montagne des Rigaux* sur laquelle on aperçoit les deux villages Rigaux-les-Hauts et Rigaux-les-Bas;

Puis la *vallée de la Bourboule*, continuation de la vallée du Mont-Dore, avec laquelle elle forme un coude très prononcé;

Enfin, le *Puy-Gros.*

D'un côté, à l'est, les montagnes sont couvertes de gras pâturages avec d'immenses plateaux : de l'autre côté, à l'ouest, la montagne est beaucoup plus accidentée, ses flancs sont déchirés, ses gorges profondes et ses sommets sont couverts de sapins séculaires.

PRINCIPALES EXCURSIONS DU MONT-DORE

Les excursions au Mont-Dore sont toutes faciles et exemptes de dangers. Néanmoins, la classification qui suit a sa raison d'être, car elle est basée sur le temps nécessaire à chaque excursion.

Les chemins étant généralement praticables et les pentes faciles, la fatigue de chaque excursion n'est donc plus qu'en raison directe de la durée de l'excursion.

EXCURSIONS

demandant de deux heures et demie à trois heures et demie.

(Aller et retour.)

1° **Salon du Capucin** (voit., ch., à., p. [1]). — Funiculaire (12 minutes), 1 franc aller et retour; à pied (45 minutes).

Vaste clairière entourée de sapins séculaires où l'on trouve installés : cafés, guignol et tirs aux pigeons, lieu d'élection d'un grand nombre de malades qui y vont respirer l'air embaumé par les émanations des sapins.

Traverser le parc, l'allée d'Allonville, la route de Latour; prendre vis-à-vis de soi le sentier sur le Mammelon-Vert (10 minutes), on arrive au chemin muletier dit chemin des artistes; le prendre à gauche (4 minutes) jusqu'au petit sentier du Capucin indiqué par

---

(1) Abréviations usitées dans le cours des excursions : voit., voiture; ch., cheval; à., âne; p., à pied.

un poteau indicateur, qui est le premier sentier à droite et qui vous conduit en vingt minutes à la route carossable de Rigaux-les-Haut; traverser ce chemin et prendre un des sentiers en face de soi, ils conduisent tous au Salon des Capucins en cinq ou six minutes.

2° Pic du Capucin [1,463 mètres] (ch., â., p.). — 40 minutes du Salon du Capucin.

Ce pic paraît inaccessible; il l'est cependant en le contournant à l'ouest. Une route bien tracée, mais remplie de cailloux, y conduit en trente à trente-cinq minutes. Le pic lui-même (10 minutes) n'est accessible qu'à pied; la vue y est fort belle et plus étendue que le peu d'élévation du pic ne semblerait l'indiquer.

3° Cascade du Queureuilh [3 kil. 700 m.] (ch., â., p.). — Du Mont-Dore au Queureuilh par la route (10 minutes).

Au Queureuilh, prendre le chemin qui monte à droite derrière le bassin-lavoir; le hameau Prends-toi-garde (15 minutes); continuer cette route (20 minutes), et au moment où descendant elle fait un coude, prendre le sentier à droite sous bois. On aperçoit très vite la cascade, dont le bruit se faisait déjà entendre. Hauteur de chute (27 mètres). (Si vous êtes venu à cheval où à âne, 25 centimes au gardien qui, durant la visite de la cascade, surveille les montures.)

4° **Cascade du Rossignolet** (ch., à., p.). — Dix minutes de la cascade du Queureuilh ; de la cascade du Queureuilh à la cascade du Rossignolet (600 mètres).

Revenir de la cascade du Queureuilh au chemin qu'on a quitté et le poursuivre durant six ou sept minutes, on aperçoit aussitôt la cascade du Rossignolet.

5° **La Bourboule** [7 kilomètres] (voit., ch., à., p.). — Se fait généralement en voiture, suivre la route.

6° **Le Pied du Sancy** [4 kilomètres] (voit., ch., à., p.). — Route fort belle qui remonte la vallée pour arriver au pied du Sancy, à la jonction de la Dore et de la Dogne, entourée de hautes montagnes parmi lesquelles on reconnaît facilement à gauche le Capucin, à droite les Égravats de Cacadogne (1,500 mètres).

Elle traverse d'abord de gras pâturages, pour s'engager ensuite dans un très vieux bois de sapin, le parc de Mathusalem. On arrive au point terminus de la route, qui sera continuée un jour, et duquel on voit très distinctement les crètes extraordinaires, dites Cheminées du Diable, qui surplombent les gorges d'Enfer, que l'on a en face et à droite, au bas des contre-forts du Sancy.

7° La Grande-Scierie [3 kilom. 400 m.] (voit., ch., â., p.). — Monter la route de la Tour, puis la descendre jusqu'au chemin portant le poteau indicateur (chemin privé) qui mène à la Scierie. C'est là une promenade ravissante, les horizons se rapprochent et s'éloignent sans cesse comme sans transition.

La Scierie elle-même est située dans un paysage enchanteur, que les riches et aimables propriétaires laissent admirer quand ils l'habitent.

8° Le Salon de Mirabeau, la Fontaine pétrifiante (ch., â., p.). — Du Mont-Dore on passe au Queureuilh, puis on suit encore la grande route trois à quatre minutes pour prendre à gauche, par un petit pont rustique, un chemin indiqué par un poteau indicateur du Club alpin, « Chemin du Salon de Mirabeau. » On suit sous bois ce chemin durant trente minutes, et l'on est à l'endroit choisi par le frère du grand orateur, par Mirabeau-Tonneau, pour ses repas champêtres et le plus souvent pantagruéliques. On peut regagner le Mont-Dore par la Fontaine pétrifiante en reprenant le chemin pour arriver au Salon, et en le quittant à la bifurcation pour prendre le routin qui va à la Dordogne, sur la rive gauche de laquelle se trouve la Fontaine pétrifiante.

9° **La grande Cascade** (p.). — Prendre le chemin qui conduit au Sancy et le quitter au delà du Châlet des Pics pour prendre le routin qui prend à gauche de la cascade ; suivre ses lacets (30 à 35 minutes), on arrive alors à la cascade elle-même, dont on traverse le ruisseau sur quelques grosses pierres pour aller sur le coteau par le côté opposé, en usant de la rampe en fer du Club alpin.

EXCURSIONS

demandant de trois heures et demie à quatre heures et demie.

1° **Cascade du Plat-à-Barbe et de la Vernière** (ch., â., p.). — Prendre la route de Latour-d'Auvergne, la suivre jusqu'au chemin de la Grande-Scierie (40 minutes), prendre à droite ce chemin (3 minutes), arrivé à l'entrée du parc de M. Bonnard, prendre sur la gauche un petit chemin qui contourne sa propriété, vous suivez bientôt un torrent qu'on longe durant vingt à vingt-cinq minutes, et vous arrivez à la cascade du Plat-à-Barbe, qu'on n'aperçoit qu'en s'avançant sur le bord du pré-cipice. Le ruisseau se précipite d'une hauteur de dix mètres dans une excavation qu'il a faite lui-même dans le roc et qui a vaguement la forme d'un plat à barbe.

En longeant le ruisseau dans le nord, vous

arrivez en quelques minutes à la cascade de la Vernière, large nappe d'eau tombant de sept mètres de haut (25 centimes pour la cascade du Plat-à-Barbe).

On revient au Mont-Dore par le chemin montueux des Rigaux et le salon de Mirabeau.

2° Lac de Guéry, Roches Tuilière et Sanadoire [11 kilomètres] (voit., ch., â., p.). — En voiture, deux heures ; à pied, quatre heures.

Suivre la route de Clermont, qui, par sa pente douce, constitue une véritable promenade hygiénique et d'où la vue sur le fond de la vallée du Mont-Dore est si belle. Ne pas prendre à mi-chemin et à droite la route de Murols, qui s'en détache près la montagne du Barbier. Une heure et demie, le lac de Guéry, onze hectares de superficie, très poissonneux ; bassins de pisciculture créés par M. Bruyant ; pêche de truites.

Encore trois kilomètres en longeant le lac, et on arrive aux Roches Tuilière et Sanadoire, entre lesquelles la riante vallée de Rochefort, dite Val-de-Chausse, apparaît à l'improviste. On peut revenir au Mont-Dore par la route qui suit le torrent.

3° Gorges d'Enfer, cascade du Serpent (ch., â., p.). — Se reporter à l'excursion n° 6, p. 16, mais avant de parvenir au bout de la

route, descendre sur sa droite une courte pente, traverser la Dordogne qui se traverse en cet endroit sur une simple planche et se diriger vers le fond à droite en traversant les pâturages (40 minutes).

Les gorges d'Enfer se devinent bientôt, mais pour les visiter il faudra, ayant de bonnes chaussures, traverser le petit cours d'eau sur des galets dès l'entrée de la gorge pour longer le même cours d'eau d'abord à gauche (12 minutes), puis à droite (10 minutes). La vallée, bientôt, décrit un coude ; encore vingt minutes, et vous êtes au fond des gorges de l'Enfer.

Il faut revenir par le même chemin, mais, avant de regagner la route, on peut aller visiter la *Cascade du Serpent* que l'on voit serpenter devant soi durant le retour des gorges d'Enfer (20 minutes).

4° **Le Sancy** [1,882 mètres] (ch., â., p.). — Quelquefois du vent. Du Mont-Dore au pied du Sancy, 4 kil. ; du pied au sommet, 3 kil. 500 m.

Se reporter à l'excursion n° 6, p. 16. Comme pour la précédente, prendre à droite la pente rapide avant d'arriver au bout de la route, traverser la Dordogne sur la planche qui s'y trouve à cet effet, longer la rive gauche de la Dordogne pendant sept à huit minutes, la retraverser sur les cailloux à l'endroit où le chemin l'indique, et commencer à gravir les pentes qui sont un peu rapides au début, mais qui s'adoucissent bientôt ; quelques pierres. La montée s'effectue en une heure et quart, et l'on est largement récompensé de la peine que l'on a prise par la vue que l'on y a.

De là on découvre, par un temps clair, tout le plateau central, ses sommets et une partie de ses hauts lacs (neuf lacs). Il est bon d'em- porter un pardessus, car, au sommet, les vents soufflent parfois assez violemment, et de plus ils sont froids.

La descente peut s'effectuer par le chemin des crêtes, si l'on est à pied, c'est-à-dire par les Puys de Cacadogne, des Crebasses, qui domine la vallée des Dents-Bouches, par le roc de Cuzeau, le plateau de Durbise et la grande Cascade.

5° La Bourboule et l'Ile-aux-Mouches, par la Roche-Vendeix. — Se fait géné- ralement en voiture. (Spécifier par la Roche- Vendeix, 12 francs.)

On prend la route de Latour-d'Auvergne, laissant à sa droite le chemin de la Scierie. On continue la grande route qui monte sous bois durant quatre kilomètres, le bois de la Reine est terminé. Poursuivre encore et tourner à droite à angle aigu, sur une jolie route, pour descendre à la Bourboule (descente de 40 mi- nutes). Vue fort belle.

De la Bourboule, on va sur la route de Saint-

Sauve au barrage de la Dordogne, qui en cet endroit devient un lac (fort beau travail), et l'on arrive bientôt à l'*Ile-des-Mouches* : île remplie de mouches aux couleurs azurées et dont la capture porte bonheur, suivant une légende fort ancienne.

EXCURSIONS

demandant la demi-journée.

1° Puy-Gros et Banne-d'Ordanche (6 à 7 heures à pied).

Prendre la route de Laqueuille, dépasser la laiterie et le pont du ruisseau de Gorce, dit Pont-du-Marais (25 minutes), prendre à droite le petit chemin conduisant aux villages de Legal et de Chez-Tamboine (40 minutes), traverser le village sur la gauche pour prendre un chemin en lacets et souvent humide (excursion désagréable à cause de l'eau qui sillonne le chemin) qui conduit rapidement (2 heures et demie) au sommet du Puy-Gros (1,488 mètres). Vue splendide. Dans l'ouest, la Banne-d'Ordanche (1,517 mètres), rocher pointu dont on peut s'approcher après maints tâtonnements pour éviter de petits marais ou narses dissimulés par une herbe épaisse et foncée, où le pied s'enfonce profondément.

On peut revenir par le côté ouest en passant.

par la Gacherie et Lusclade, les deux villages
que l'on voit au-dessous de soi.

2° **Latour-d'Auvergne** [18 kilomètres] (16 à 18 francs). — Route directe du Mont-Dore à Latour-d'Auvergne.

3° **Lac Servière, par le lac de Guéry et les Roches Sanadoire et Tuilière.**

Lac de Guéry.

Continuer la route de Clermont pendant cinq
kilomètres après les Roches Tuilière et Sanadoire. Le lac est sur le côté droit de la route,
une large allée de bois vous y conduit.

4° **Orcival, par le lac de Guéry.**

Peu de temps après la Roche Sanadoire,
prendre la route qui se détache à gauche de la
route de Clermont, route descendante; elle
conduit à Orcival, lieu très fréquenté le jour
de l'Ascension, où une statue, sculptée par
saint Luc, et promenée par les rues, est le but
d'un pèlerinage célèbre.

Deux kilomètres avant d'arriver à Orcival et
à gauche, remarquer la pierre branlante, près
du village du Deveix.

5° **Murols, par le col de Diane et le lac Chambon** (20 kilomètres). — Se fait en voiture (25 à 30 francs).

Partir de la route de Clermont jusqu'au Barbier, où la route de Murols, c'est-à-dire d'Issoire, se détache sur la droite. On arrive en trois quarts d'heure au col de Diane (1,500 mètres) ; vue splendide sur la Lémagne et le Forez. De là, descente jusqu'à Murols, le premier village traversé est Bron-Soleil, et la route s'enfonce alors dans une gorge étroite et sauvage d'une façon très pittoresque.

Puis c'est Chambon, puis le joli lac Chambon parsemé d'îlots que l'on contourne à droite, tandis que, sur la gauche, la Dent-du-Marais et le Saut-de-la-Pucelle semblent devoir vous écraser. On aperçoit le château de Murols, penché sur son éminence et se détachant sur le ciel.

« Le vieux château féodal des familles de Murols et des d'Estaing, qui a été donné au département du Puy-de-Dôme par M. le comte de Chabrol, était, en même temps qu'une citadelle importante, une résidence de prédilection pour ses possesseurs. Visiter la chapelle, l'emplacement du salon, les citernes, la boulangerie, la salle d'armes et contempler, du haut d'une tour assez bien conservée, le magnifique panorama qui s'étend sur Besse, Saint-Victor, Pavin, la vallée de Chaudefour, le Chambon et son lac, Varennes, la Dent-du-Marais, le Tartaret, Saint-Nectaire, etc. (1). »

____

(1) Le Mont-Dore thermal et pittoresque.

L'ÉTABLISSEMENT, SES SOURCES

Nos sources Mont-Doriennes ne sont point nouvelles, et leur exploitation ne l'est point davantage. Avant la domination romaine, les Gaulois y avaient installé quelques bains qui, par les Romains, deviennent un lieu des plus visités, ainsi que le démontrent les nombreux vestiges que nous conservons avec orgueil.

Tout ce qu'on a pu faire figurer de ces vieilles pierres et vieilles colonnes, qui pendant long-temps restèrent sur le sol à la place même où elles tombèrent, est exposé dans le nouvel établissement.

Longtemps, en effet, on se contenta d'un établissement trop modeste. Le luxe en était banni tout à fait et la propreté également, à tel point qu'on voyait quelquefois certain bétail malade, comme des chevaux poussifs, venir ou s'arrêter d'instinct pour boire l'eau qui s'écoulait des sources dans un simple caniveau qui l'amenait à la Dordogne. C'était même pour les malades d'alors une très vive satisfaction si l'animal buvait à la même source qu'eux ; plus de doute alors, le médecin avait bien vu clair, et c'était un grand médecin.

Le temps a changé cet état de chose, et les baigneurs venant chaque année plus nombreux, les animaux, même les plus intelligents, ont été forcés d'aller boire d'autre eau, ou du moins d'aller boire l'eau de l'établissement ailleurs que sous l'œil du public (1). Puis l'ancien établissement ne suffit plus, et l'on contruisit alors le splendide établissement que l'on voit aujourd'hui, et qui date de 1890. On conserva la partie de l'ancien établissement consacrée aux vapeurs, qui fut reliée par une galerie vitrée au nouvel établissement. On eut ainsi un établissement grandiose et répondant aux exigences des baigneurs qui, depuis vingt-cinq ans, viennent en si grand nombre et en même temps.

D'ailleurs, on en peut juger par la nomenclature de ce qui compose l'installation balnéaire du Mont-Dore:

24 cabinets de luxe (bains, douches, inhalations, pulvérisations);
20 cabinets de 1re classe (bains et douches);
36 cabinets de 2e classe (bains et douches);
14 cabinets de 2e classe (bains);
17 cabinets de bains hyperthermaux;

---

(1) Chaque matin, en effet, nombre de propriétaires de bétail malade viennent, à l'aide de sceaux qui doivent au préalable être garnis de son, chercher l'eau salutaire.

46 douches nasales ;
20 cabinets de douches vapeur ;
133 bains de pieds ;
30 salles d'inhalation ou de pulvérisation.

Il y a, en outre, à la disposition des baigneurs de 3ᵉ classe et des malades de l'hôpital, des piscines, des cabines de bains et douches et des salles d'inhalation et de pulvérisation.

Les appareils utilisés pour l'hydrothérapie, aussi bien que pour l'inhalation et la vaporisation, ont été l'objet d'études particulières et savantes, et il faut croire que le *desideratum* en l'espèce a été atteint, puisque nous avons vu des stations thermales très en vogue venir étudier là nos appareils pour remplacer une installation défectueuse.

Ces eaux du Mont-Dore, que l'on vient de si loin parfois boire, humer et respirer (les salles d'inhalations sont remplies, en effet, d'une vapeur épaisse donnée par l'eau du Mont-Dore, vapeurs dans lesquelles on a retrouvé les principes minéraux des eaux Mont-Doriennes), sont des eaux bicarbonatées faibles, ferrugineuses et arsenicales. Elles sont prises sur leur lieu d'émergeance même ; de cette façon, aucun des principes compris dans l'eau du Mont-Dore n'a pu s'altérer ni être modifié par suite de la conduite dans des tuyaux.

Des douze sources Mont-Doriennes, onze, en

effet, sont assez rapprochées les unes des autres pour avoir leur point d'émergeance dans l'établissement thermal. Une seule, la source Sainte-Marguerite, émerge à une trentaine de mètres de l'établissement. A la prière de nombreux baigneurs qui s'en servent comme eau de table, on l'a conduite jusqu'à l'établissement, où un robinet dans la muraille, près des bains hyperthermaux du Pavillon, en facilite la distribution.

A part cette eau, toutes les autres sources sourdent en bouillonnant; elles dégagent du gaz acide carbonique, de l'oxygène et de l'azote: elles sont toutes plus ou moins chaudes, de 39° à 47°. Leur débit est invariable hiver comme été, il est au total de 944,400 litres en vingt-quatre heures.

L'établissement thermal étant adossé au flanc de la montagne, on rencontre des sources tant au premier étage qu'au rez-de-chaussée.

En bas sont les sources :

1° *Madeleine*, 144,000 litres, 45°;

2° Des *Chanteurs* ou *Bardon*, 120,960 litres, 47°;

3° *Ramond*, 18,720 litres, 42°;

4° *Rigny*, 17,280 litres, 43°;

5° Du *Panthéon*, 50,780 litres, 47°;

6° *Pigeon*, 21,600 litres, 45°;

7° *Boyer*, 28,800 litres, 43°;

8° *Chazerat*, 199,584 litres, 40° ;

9° *Bertrand*, 136,800 litres, 39°.

En haut sont les sources :

10° *César* et *Caroline* (émergeant dans une même vasque), 120,960 litres, 45° ;

11° *Saint-Jean* ou du *Pavillon* (bains hyper-thermaux), 54,720 litres, de 40° à 43°, suivant les cabines.

Mais il n'en faut pas douter, malgré tout cet outillage perfectionné, cette abondante libéralité de la nature, l'établissement du Mont-Dore ne constituerait pas encore le critérium du progrès en installations balnéaires, si une *propreté évidente* n'était pas exercée dans cet établissement, propreté rendue facile par l'adoption des revêtements stucqués et en faïence pour les murs des diverses salles de vapeurs.

Deux fois par jour, et sous les yeux du public, l'eau est lancée par des pompes portatives de désinfection dans toutes les directions, et d'un bout à l'autre de l'établissement elle ruisselle dans tous les coins et recoins, et il n'y a vraiment pas place pour la plus légère impureté.

TABLEAU DES INDICATIONS

A LA CURE MONT-DORIENNE

Toutes les fois qu'il y a :

A. Voies respiratoires.

1° Bronches. A. *Bronchites.* Susceptibilité des bronches :
Bronchites à répétition.
Muqueuse dégénérée :
Bronchites chroniques simples.
Bronchites emphysémateuses.

Bronchites tuberculeuses 1er et 2e degré, 3e degré :
{
de préférence :
chez sujets de souche arthritique ou goutteuse ;
chez sujets hémoptoïques trop sensibles aux eaux sulfureuses.

B. *Asthme.* De quelque étiologie qu'il soit (sauf l'asthme symptomatique des maladies du cœur) ; sec ou humide, avec catarrhe et emphysème. Hay fever. Asthme ganglionnaire, jeunes sujets atteints d'adénopathie bronchique.

C. *Emphysème.*

2° Larynx. Fatigue du larynx par surmenage laryngé : chanteurs, orateurs.

Susceptibilité due à { l'arthritisme, l'herpétisme, { poussées congestives, laryngites aiguës à répétition, laryngite chronique.

Laryngite tuberculeuse { si pas de fièvre, ni sténose prononcée au larynx, ni disphagie.

3° **Pharynx.** Hypertrophie des amygdales.
Végétations adénoïdes.

4° **N ez.** Susceptibilité de la muqueuse. Corysas à répétition.

Muqueuse dégénérée : Rhinites hypertrophiques.
Rhinites atrophiques.
Anosmies.

Oreilles. Certaines inflammations de la trompe
d'Eustache.
Certains cas de surdité tributaires de
catarrhes naso-pharyngiens.

B. **Rhumatismes.** A manifestations musculaires
A manifestations viscérales.
A manifestations articulaire
chronique.
Arthrites.
Hydarthroses.

Goutteux (torpides).
Noueux.

C. **Diabète.** Les azoturiques.
Tous les diabétiques à manifestations
pulmonaires.

D. **Tous les organismes en déchéance.**

Les anémiques.
Les héréditaires suspects au point de
vue pulmonaire.

CONTRE-INDICATIONS

Maladies du cœur.
Altérations du gros vaisseau.
Affections graves du système nerveux.
Diarrhées rebelles.
Maladies du foie.

DERNIÈRES RECOMMANDATIONS AUX BAIGNEURS

Apporter vêtements très chauds, pardessus, quelques gilets de flanelle et chemises de flanelle.

Il faut, pour les séances d'inhalation, un costume de flanelle approprié (pantalon à pied et veston avec capuchon), qu'on fait ici pour 25 à 30 francs.

On peut en éviter l'achat si l'on apporte quelques vêtements similaires.

PENDANT LE TRAITEMENT

1° Suivre avec confiance le traitement institué par le médecin traitant.

2° Sous aucun prétexte, augmenter les doses prescrites sous peine d'accidents.

3° Ne pas se fatiguer en de trop longues excursions.

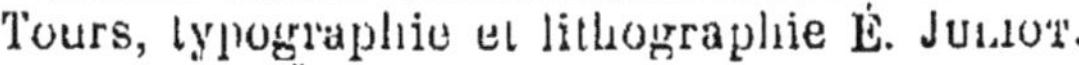

Tours, typographie et lithographie E. Juliot.